AF396328

DES PASSIONS

CONSIDÉRÉES

DANS LEURS RAPPORTS AVEC LA MÉDECINE ;

OU

MÉMOIRE SUR CETTE QUESTION :

Déterminer quelle est l'influence des Passions sur la production des maladies ;

PAR M. GUITARD,

Docteur en médecine de la Faculté de Paris ; Médecin de bienfaisance du 5.e arrondissement de Bordeaux , membre de la Société de médecine de cette ville, correspondant de la Société académique des sciences de Paris, de la Société médicale d'émulation , et de plusieurs autres Sociétés savantes.

Affectus animi violenti , aut diù permanentes iidem , cerebrum , nervos , spiritus , musculos mirabiliter efficacissimè mutant, figunt, depravant : undè quoscumque ferè morbos valent producere et fovere pro sua diversitate et duratione.

BOERRH. Inst. Med. n.° 771.

A PARIS,

CHEZ BOSSANGE, MASSON ET BESSON,

ET SE TROUVE A BORDEAUX,

CHEZ P. BEAUME, IMPRIMEUR-LIBRAIRE,

ALLÉES DE TOURNY N.° 6.

1808.

DES PASSIONS

CONSIDÉRÉES

DANS LEURS RAPPORTS AVEC LA MÉDECINE.

Rien n'est plus digne de devenir l'objet particulier de la méditation du médecin, que l'importante étude de l'homme moral : tous les observateurs qui s'en sont occupés ont reconnu la grande influence des affections de l'ame sur l'harmonie des fonctions du corps humain, et leurs effets quelquefois salutaires, mais le plus souvent nuisibles à la santé.

Pour traiter un pareil sujet avec les développemens dont il est susceptible, nous nous proposons de recueillir les faits les plus marquans fournis par les passions (1), envisagées dans leurs rapports avec la médecine.

Nous les considérerons d'abord d'une manière générale : de là nous passerons à l'exposé des phénomènes que certaines d'entre elles produi-

____

(1) Nous entendrons dans ce Mémoire, par *passions*, ces *affections fortes* pendant la durée desquelles l'ame est dans un état violent, dans une véritable souffrance, lors même que cet état serait causé par le plaisir.

sent sur l'organisme de l'homme; nous indiquerons ensuite quels sont les viscères qui paraissent recevoir plus spécialement l'impression de telle ou telle de ces affections de l'ame; et nous finirons en rapportant les principales observations des maladies qu'elles y développent par leur action violente ou leur longue continuité.

Le plaisir et la douleur sont les deux modes primitifs des sensations variées que l'homme éprouve. Ils font naître dans l'ame des émotions agréables ou pénibles qui forment nos *passions*.

Sans chercher à connaître l'agent intermédiaire qui transmet les sensations et les mouvemens du moral au physique, et à saisir les points de contact et d'union par lesquels ils correspondent avec la rapidité de l'éclair, il nous suffit de savoir que l'état de l'ame influe sur l'état du corps, que les passions douces agissent utilement sur l'économie animale, et que les passions tumultueuses ou tristes produisent évidemment des maladies par les commotions funestes qu'elles impriment à nos organes. Aussi *Sydenham* a-t-il eu raison de dire qu'outre l'homme extérieur et visible, il existait encore un homme intérieur : c'est lui que *Boerrhaave* a appelé *totus nervus ;* et il l'avait en vue quand il a écrit :

» *Homo ergo est duplex in humanitate, simplex*
» *verò in vitalitate.* » *(De morbis nervorum.)*

C'est par la médiation du cerveau, centre de
nos sensations (1), que les diverses passions exercent leur influence sur les fonctions du corps ;
elles mettent ainsi dans le plus grand jour la
sympathie de ce viscère important avec chacune
des parties du système nerveux, trame consti-
tutive de tous nos organes.

D'après ce simple exposé, on conçoit aisément
que les affections de l'ame ont plus ou moins
d'empire , et doivent varier suivant l'âge , le
sexe, le tempérament, le genre de vie et le climat.

Les enfans sont doués de la plus grande sensibilité , et s'abandonnent facilement aux passions de leur âge; l'envie, la colère, la jalousie , la frayeur produisent souvent chez eux
des effets funestes.

C'est dans la jeunesse que se développent
presque toutes les passions; l'amour sur-tout,
la joie vive, la colère, la vengeance agitent tour
à tour le jeune homme.

Dans l'âge adulte ou viril, les passions ont
acquis toute leur force; aussi agissent-elles

---

(1) La sensation n'est qu'un ébranlement dans le sens.
Le sentiment est cette même sensation devenue agréable
ou désagréable par la propagation de cet ébranlement dans
tout le système sensible : alors on en sent l'impression au
dedans du corps, et toujours à la région du diaphragme.

à cette époque avec la plus grande énergie ; l'ambition, la jalousie, la haine, l'envie font sentir leur fatale influence.

Le vieillard, chez qui le feu des passions s'éteint tous les jours, n'est plus susceptible que d'affections tristes ; la terreur, la crainte, le chagrin, l'ennui, l'avarice le dominent.

La femme ayant moins de rigidité dans la fibre, une mobilité plus grande du système nerveux que l'homme, éprouve des passions plus vives avec des impressions moins profondes et moins durables ; son organisation délicate, sa sensibilité très-exquise semblent la destiner à ne ressentir que des émotions douces et affectueuses.

L'homme, plus fortement constitué, résiste davantage au choc des passions ; mais leur impression une fois reçue reste long-temps à s'effacer, et donne naissance à beaucoup de maladies qui deviennent souvent mortelles.

Le système nerveux étant le siége de la sensibilité ou de la *susceptibilité* des impressions, si elle est très-grande, elle caractérise le tempérament des personnes qu'on appelle communément nerveuses ; aussi les passions les agitent-elles continuellement.

La persévérance obstinée des impressions se joignant à leur lente successibilité, qui souvent en est une conséquence, le tempérament mélancolique existe alors dans toute sa force, et les passions agissent avec toute leur intensité.

Si la *susceptibilité* est grande, mais rapide, les impressions des passions sont fugaces, comme dans le tempérament sanguin, qui résulte du mélange bien prononcé du système sanguin et lymphatique.

Lorsque ce dernier système prédomine sur le système sanguin, le tempérament pituiteux existe, la *susceptibilité* des impressions est lente, les passions sont sans énergie.

Le tempérament bilieux se caractérise par la prédominance du système sanguin sur le système lymphatique ; la sensibilité est très-grande, les passions sont vives et fortes.

On voit, par ces considérations sur les tempéramens, combien les passions doivent varier, soit dans leur nature, soit dans leur intensité, suivant les individus qu'elles affectent; d'ailleurs, y ayant dans chaque homme une partie plus faible que les autres, c'est celle dont les fonctions sont le plus aisément troublées par les fortes affections de l'ame.

Suivant aussi que le genre de vie ou que les occupations journalières auxquelles nous nous livrons, énervent ou fortifient nos organes aux dépens du moral, les affections de l'âme varient, et leur influence est plus ou moins sensible, plus ou moins à redouter. Le villageois, qui est tel qu'il est sorti des mains de la nature, jouissant du présent, peu soucieux de l'avenir, ne ressent guère l'empire des passions : s'il en est quelquefois atteint, elles l'affectent faiblement; la joie ainsi que les chagrins troublent peu son repos et altèrent rarement sa santé. Mais le citadin qui a reçu une éducation soignée, et chez qui l'imagination donne souvent l'éveil aux passions, en est continuellement agité : aussi fermentent-elles avec violence dans le cœur de l'homme qui vit au milieu des grandes cités, au sein du luxe, des honneurs, des dignités, des richesses, sa sensibilité morale étant portée à l'extrême.

Le climat influant sur le libre exercice de nos fonctions, favorise ou retarde la naissance des affections de l'ame, et dispose nos organes à en recevoir plus ou moins facilement les impressions variées. On s'aperçoit en effet tous les jours qu'un vent froid, chaud, humide ou sec, modifie le système sensible, et donne à la longue une teinte particulière au caractère et aux mœurs des diverses nations. Hippocrate (1) a reconnu cette vérité lorsqu'il a dit : » *Invenies*

(1) « Ubi enim mutationes temporum contingunt fre-
» quentes, et plurimùm inter se diversæ, ibi et formas,
» et mores, et naturas reperias plurimùm differentes.
» Temporum itaque varietates potissimæ sunt, quæ naturam
» ipsam permutant. Deindè etiam regio in qua multæ varia-
» tiones fiunt, postremùm autem aquæ. Invenias enim ferè
» semper et formas hominum..... *De aëre, locis et aquis.*

(9)

» *hominum formas et mores regionis naturae*
» *compares.* » Ainsi les passions tristes sont
habituelles chez l'habitant des bords de la Ta-
mise, la jalousie chez l'Espagnol, la gaîté chez
le Français, la colère chez l'Italien, ces peuples
étant portés naturellement à ces sortes d'affections par l'effet du tempérament *national.* (1)

Cet aperçu rapide suffit pour faire sentir combien il importe au médecin d'étudier la constitution morale de l'homme, et de la rapprocher
de l'organisation physique ; c'est en approfon-
dissant cette idée, qu'il sera possible de découvrir
les passions correspondantes à chaque système
d'organes, après avoir trouvé celles qui correspondent à chaque tempérament. Enfin, en réflé-
chissant sur le jeu des passions dans une constitution donnée, on pourra découvrir leur *sti-
mulus* dans cette constitution particulière, et le
germe des maladies qu'elles doivent y produire.

Pour mieux faire ressortir cette manière de
considérer notre sujet, nous allons nous livrer

____

(1) Indépendamment des tempéramens qui tiennent à
l'âge des individus, ne doit-on pas aussi reconnaître un
tempérament qui emprunte son trait *caractéristique* du
système d'organes rendu le plus prépondérant par l'influence
du climat? En combinant ces deux tempéramens, ou en
es isolant, ne trouvera-t-on pas ainsi dans tous les hommes
es foyers et les points d'appui du caractère moral et in-
tellectuel, des passions et des maladies qui leur sont
propres et qui les distinguent?

à quelques réflexions qui serviront comme d'introduction à l'examen que nous nous proposons de faire des effets que certaines affections morales produisent sur notre économie.

Les passions modifiant diversement nos organes, donnent lieu à diverses maladies dépendantes de l'influence particulière qu'elles exercent sur le corps de l'homme. Le point important est donc de bien saisir leur action souvent sensible, quelquefois secrète, pour signaler les lésions que leurs traces laissent souvent après elles. Ainsi, telle passion paraît porter son impression première (avoir son point d'appui) sur le cœur, telle autre sur le foie, celle-ci sur l'estomac, celle-là sur le cerveau ; de là proviennent différentes maladies qui naissent du dérangement de tel viscère primitivement affecté. (1)

____

(1) Nous observerons ici que la joie, l'amour, la colère paraissent agir plus spécialement sur le cœur et le système sanguin-artériel, et développent souvent dans ces organes des anévrismes et autres lésions organiques : la jalousie, l'ambition, la haine, la vengeance portent particulièrement leur impression sur le foie et sur le système biliaire, et déterminent le plus fréquemment des maladies bilieuses : la tristesse, le chagrin, l'ennui, la crainte, la terreur, l'avarice influent plus spécialement sur les organes qui servent à la digestion, et produisent des affections organiques de l'estomac, de la rate, du foie, du pancréas. Nous en parlerons plus en détail lorsque nous traiterons de chacune de ces passions.

(11.)

Une autre considération qu'on ne doit pas
perdre de vue, si l'on veut bien apprécier l'influence funeste des passions sur l'économie de
l'homme , est la prédominance de tel ou tel
système d'organes, suivant les âges : dans l'enfance , le système lymphatique et l'estomac sont
les organes prédominans ; dans la jeunesse, les
systèmes artériel et reproducteur ; dans l'âge mûr,
l'organe encéphalique ou *sensorium ;* et dans la
vieillesse , ce sont les systèmes veineux et hé-
patique : de là les passions qui se manifestent
à quelqu'une de ces périodes s'y réfléchissent
le plus ordinairement , ces organes étant alors
autant de centres d'actions qui appellent en quelque sorte les affections morales. (1)

Suivant aussi que tel viscère se trouvera influencé
par un autre viscère avec lequel il sympathise , il
sera exposé à partager sa faiblesse, et les passions
qui surviendront alors produiront des effets rapides et promptement destructeurs, si elles sont de

---

(1) Les passions ont un rapport de préférence avec certains organes déterminés , soit que l'organe où aboutit la
passion jouisse habituellement d'une action supérieure ,
comme le cœur dans le tempérament sanguin ; soit que
cet organe ne prédomine que par l'effet de circonstances
particulières , comme l'*uterus* aux époques de la menstrua-
tion et de la grossesse : ce sont aussi ces organes dont les
fonctions sont spécialement lésées lorsque les affections de
l'ame sont immodérées.

nature à porter leur action sur cet organe déjà débilité : ainsi l'estomac étant sous l'empire de l'*ute-*
rus pendant la grossesse, tombe, à l'époque de
l'accouchement, dans une atonie qui devient bientôt mortelle, lorsque des affections tristes et énervantes s'emparent du moral de la femme : « *Om-*
» *nes ergo animi motus cavendi sedulo sunt :*
» *ab omni curâ rei domesticae arcendae sunt*
» *puerpuerae; nec laetus, nec tristis adveniat*
» *nuncius , ne pacata serenae mentis tranquil-*
» *litas turbentur ullo modo.* » *(1)* Chez l'homme
livré par état à de profondes méditations, les
apoplexies cérébrales (2) sont presque toujours
suivies de la mort, l'organe encéphalique étant
déjà radicalement affaibli par le travail soutenu
de la pensée. Les vieillards succombent facilement à un transport de joie vif et subit, les
ressorts de leur organisation usés en partie ne
pouvant supporter une excitation si violente ;
et l'enfant dépérit promptement lorsque le chagrin le domine, cette affection triste détruisant
les forces digestives dont le bon état importe
tant à cet âge.

Nous allons actuellement passer à l'examen particulier des effets de certaines passions qui, par
leurs résultats fréquemment funestes à l'économie

---

(1) Van Swieten, t. 4, p. 553.
(2) Ce sont les plus fréquentes chez les gens de lettres.

animale, méritent sur-tout de fixer l'attention du médecin ; nous les diviserons en deux sections : la première comprendra celles qui commencent le plus souvent par augmenter l'action de nos organes, et nous les appellerons *excitantes;* telles sont la joie, l'amour, la jalousie, la colère : sous la seconde section, nous rangerons les affections de l'ame qui bientôt après leur naissance affaiblissent les diverses fonctions du corps, et nous les nommerons *débilitantes;* de ce nombre sont la tristesse et le chagrin, la crainte, la frayeur et la terreur, la haine, l'envie, la honte, la passion de l'étude.

Et pour mettre dans nos recherches autant d'ordre que le sujet que nous traitons le comporte, nous considérerons d'abord l'expression que chacune de ces passions communique à la physionomie de l'homme et à tout l'extérieur du corps; de là nous examinerons en détail les divers changemens que l'on observe dans la circulation, ceux qui surviennent dans la respiration ; nous noterons avec soin les phénomènes qui se passent dans les organes de la digestion, et nous terminerons par faire remarquer l'influence de ces diverses affections de l'ame sur les sécrétions et sur les fonctions de l'organe cérébral.

PREMIÈRE SECTION.

PASSIONS EXCITANTES.

CHAPITRE PREMIER.

De la Joie et du Rire.

La joie modérée rend le regard plus brillant, la face plus animée, et communique à tout le corps un surcroît d'activité et de vigueur (1). Les battemens du cœur et des artères recevant une nouvelle énergie, la chaleur et la transpiration sont augmentées, les fonctions de l'estomac et des intestins s'exécutent avec plus de facilité et de force. L'homme affecté ainsi doucement se sent le cœur épanoui : il éprouve un sentiment si délicieux, que la nature succomberait bientôt, si les larmes qui coulent alors (et qui donnent du relâche), ne calmaient cette vive émotion.

____

(1) La racine apparente de la joie est au cœur : ce viscère étant l'excitant naturel du cerveau, il en résulte que l'énergie cérébrale est plus grande, parce qu'il lui envoie plus de sang ; de là aussi l'action augmentée de tous les viscères et de tous les muscles.

Mais si la joie est immodérée, et particulièrement si elle est occasionée par un événement subit
et inattendu, la force et la vîtesse des battemens
du cœur se changent en palpitation, le pouls
devient irrégulier, petit, rare, et disparaît quelquefois sous le doigt, le sang éprouvant des
obstacles dans son cours. Quelquefois une joie
très-vive accélérant les mouvemens du cœur,
pousse le sang avec une telle violence, que ses
vaisseaux n'ayant pas assez d'étendue pour le
contenir, sont tiraillés et déchirés : cette agitation excessive porte le feu dans toute l'économie animale, cause des insomnies (1), la fièvre,
le délire, la folie; souvent la force nerveuse se
trouve tellement épuisée (2), qu'il survient une
lassitude extrême, un état de langueur, des défaillances, des syncopes, la paralysie, ou une
apoplexie mortelle.

Pour mieux apprécier les effets funestes de la
joie portée à l'excès, nous allons rapporter plusieurs faits particuliers qui rendront sensible
l'influence qu'exerce alors cette passion sur l'organisme de l'homme. *Tissot* (3) a connu une
femme presque septuagénaire, à qui une joie

_____

(1) Lætitia perseverans per multos dies, somnum impedit
et vires dissolvit. Sanct. sect. 7, aphr. 28.

(2) Tel est le sort de la joie immodérée, de ressembler
à la douleur et d'en produire tous les effets.

(3) Mal. des nerfs, t. 2, part. 1, p. 329.

vive donnait un tremblement dans le cœur et dans l'artère tel qu'il était impossible d'en compter les pulsations. *De Gorter* vit une femme qu'une joie imprévue jeta dans un crachement de sang mortel. (1) La joie extrême peut forcer le sang à passer par des routes qu'il ne parcourt pas naturellement ; le célèbre *Vater* en rapporte un exemple remarquable : un militaire jouissant d'une bonne santé, et qui n'avait jamais été malade, se voyant sur le point d'obtenir la main de celle qu'il aimait éperdument, fut saisi d'une telle joie, qu'il en mourut sur-le-champ. Comme on soupçonnait qu'il pouvait avoir été empoisonné, on fit l'ouverture de son corps, où l'on trouva tout dans l'état naturel, à l'exception du péricarde très-distendu et plein de sang, sans aucune rupture apparente du cœur ; d'où l'auteur de cette observation conclut que le sang a pu passer dans le péricarde par les orifices dilatés des vaisseaux exhalans, et étouffer ainsi le mouvement du cœur. (2) Une joie subite peut tellement affaiblir le système nerveux, qu'il survient des défaillances et quelquefois des accidens paralytiques. *Weber* rapporte qu'un homme qui avait éprouvé une joie imprévue, tombait souvent, s'il éprouvait de nouveau le même sen-

---

(1) De perspiratione insensibili, p. 545.
(2) Miscell. Cur. Dec. III, ann. 9. et 10, p. 293.

timent, dans un bégayement considérable et une hémiplégie complète de tout le côté droit. (1) Cette affection de l'ame cause quelquefois un vrai délire qui peut durer plusieurs jours, comme la mère de *Thamas Kouli-Kan* l'éprouva en apprenant que son fils avait battu les rebelles. (2) La joie excessive peut avoir les résultats fâcheux de la tristesse, aussi la mélancolie en provient-elle quelquefois (3); et *Hales*, médecin de l'hôpital des insensés, à Londres (du temps du système de *Law*), compta beaucoup plus de malades parmi ceux qui parvinrent à une immense fortune, que parmi ceux qui tombèrent dans le dernier degré de la misère et de la pauvreté : « *Longè plures ipsi obtigit curandos,* » *quos ad immensas opes evexerat fortunae* » *favor, quàm quos iniqua sors ad miseriam* » *et pauperiem redegerat.* » (4) Souvent une joie extraordinaire a déterminé une mort subite : une femme de Sparte meurt de joie entre les bras de son fils arrivant de l'armée, où elle croyait qu'il avait péri; un criminel a le même sort en recevant la nouvelle inattendue de sa grâce; *Diagoras* expire de joie en voyant ses trois fils revenir vainqueurs des jeux olympiques; et *Sophocle*

---

(1) Observ. médic. 12. 1765. Fascic. alt. p. 67.
(2) Gaubius, sermo alt. p. 36.
(3) Van-Swieten, tom. iii, p. 467.
(4) Mead, monit. et præcept. med. cap. iii, p. 80.

meurt de plaisir lorsque, dans un âge très-avancé, il reçoit une couronne qu'il n'espérait plus.

Le *rire*, témoignage du contentement, accompagne souvent la joie ; aussi ne paraît-il pas inutile de considérer ici ses effets : une inspiration suivie de plusieurs petites expirations fréquemment répétées caractérise le rire : lorsqu'il va jusqu'aux éclats, il produit une succession de nouvelles inspirations suivies d'expirations multipliées et imparfaites. Dans le premier cas, secouant doucement le diaphragme et les muscles du bas-ventre, le rire communique un balottement modéré aux viscères qui leur sont soumis, et favorise la circulation de leurs sucs ; mais lorsqu'il persiste ou qu'il devient excessif, ses secousses convulsives agitent si douloureusement l'estomac, qu'on en a vu résulter la syncope ou la défaillance. (Le voisinage du centre phrénique, sur-tout du plexus solaire, rend facilement raison de ces accidens.) Dans ce cas, les expirations ne sont jamais complètes ; il en résulte une accumulation de sang qui, retournant difficilement au cœur, surcharge les poumons, et leur plénitude est suivie de l'engorgement de la tête dont les veines se gonflent, sur-tout celles du cou, du visage, avec rougeur : si cet état dure long-temps, la tension des vaisseaux peut être assez forte pour qu'il y ait rup-

ture, et la mort peut s'en suivre. Le rire ex‑
cessif a produit un saignement de nez dange‑
reux, et une autre fois une hémoptisie qui dé‑
généra en ulcère du poumon; des pertes de sang
et l'avortement ont été déterminés par cette
affection. *Arétée* met le rire inextinguible au
nombre des causes de l'apoplexie. (1) *Kloeckof*
a vu le rire convulsif déterminé par le châtouil‑
lement suivi de convulsions mortelles. (2) *Zeuzis*
et *Chrysipe* moururent de rire. (3)

CHAPITRE SECOND.

De l'Amour.

L'amour, contenu dans de justes bornes, pro‑
duisant un sentiment agréable dans l'ame, est
suivi d'effets semblables à ceux de la joie : le
cœur palpite de plaisir, un air de vivacité brille
dans tous les traits, les yeux ont plus d'éclat,
le langage devient plus animé; le pouls étant
accéléré, la chaleur et la rougeur de la peau
sont augmentées, les sécrétions se font avec fa‑
cilité, et tout le corps reçoit un surcroît de
vigueur. La sensibilité, concentrée dans le foyer
génital, influe d'une manière heureuse sur le

---

(1) De causis et signis morbor. diuturn. lib. 1, cap. 7, p. 35.
(2) De morbis animi, p. 52.
(3) Diogène Laërce, t. 2, p. 195.

siége de l'intelligence, et développe quelquefois par son activité l'énergie et l'élévation de l'ame, l'abondance et l'éclat des idées.

Mais si cette passion devient effrénée, elle produit une foule de désordres dans l'économie animale par les violentes et terribles secousses qu'elle y détermine, et amène à sa suite une myriade de maladies. *Platon* a très-bien esquissé, dans le passage suivant, les ravages que cause l'amour : « *Non solùm in animum impetum facit* » *amor; verùm et in corpus saepè numero ty-* » *rannidem exercet, vigiliis, curis, macie,* » *dolore, tabitudine et mille affectibus letha-* » *lem noxam inferentibus, corpus vexat.* » Celui qui est possédé de cette passion a les yeux creux et abattus, et qui expriment en même temps la volupté ; sa voix est faible, traînante, et interrompue par des soupirs involontaires ; son cœur est continuellement agité ; le pouls est petit, languissant et rare (mais devient su- bitement accéléré, et la couleur du visage change à la vue de la personne aimée, ou même lors- qu'on entend prononcer son nom (1)) ; le sang circulant difficilement, le poumon en est sur- chargé ; des palpitations, des suffocations et des engorgemens se manifestent; bientôt l'ap-

______

(1) Ces signes ont suffi à Galien et à Erasistrate pour découvrir cette passion.

pétit se perd, les digestions se font mal : de là
la pâleur de tout le corps et le marasme, les
forces languissent et s'abattent, le sommeil s'éloi-
gne et la fièvre s'allume ; la crainte inquiète de
perdre l'objet aimé ou de ne pas être payé de
retour, sa contemplation exclusive affaiblissent
la force nerveuse ; l'épilepsie, la mélancolie,
l'hypocondrie se déclarent; la chlorose, l'agryp-
nie, l'anorexie, la consomption, la phthisie
mènent à pas lents les victimes de l'amour au
tombeau. On meurt quelquefois tout-à-coup
par l'effet de l'épuisement subit de l'excitabilité,
ou si l'on résiste encore, le désordre et le dérangement de l'intelligence accompagnent cette
passion insensée : de là la catalepsie, l'extase,
la folie amoureuse, la manie, la fureur.

Un violent amour portant d'une manière particulière son impression sur le cœur, il en résulte
des mouvemens irréguliers dans ce viscère et
ses gros vaisseaux : tantôt la circulation se fai-
sant lentement, a déterminé un anévrisme de
l'aorte (1); d'autres fois cette passion imprime
une force si grande au cœur, que la circulation
augmentée porte le sang hors des routes ordinaires et produit des hémorragies. *Tourtelle* (2)
rapporte que l'amour fit tant d'impression sur

---

(1) Haller, Physiol. vol. 5, p. 582.
(2) Hygiène, t. ii, p. 306.

un jeune homme qui était assis à table auprès d'une jeune veuve aimable, que le sang lui sortit avec impétuosité d'un des vaisseaux du front. Dans d'autres circonstances, le sang surchargeant la poitrine, sa marche se trouve gênée dans les vaisseaux de la tête, et ceux des poumons peuvent se rompre : de là des hémoptysies suivies souvent d'une phthisie qui donne lentement la mort. (1) (Cette dernière maladie est plus fréquente chez les femmes, dont la poitrine, naturellement plus étroite que celle des hommes, permet aux poumons d'être facilement engorgés.) Si nous considérons les effets de l'amour passionné sur les organes de la digestion, nous apercevons combien son influence leur est funeste ; le resserrement de la région épigastrique et la concentration de tous les mouvemens sur ces parties, mine peu à peu leur action et épuise leur énergie : d'où, si les forces de l'estomac (centre de la nutrition) ne sont pas entièrement anéanties, elles seront au moins très-énervées ; ce qui produit des crudités, la perte de l'appétit, l'amertume de la bouche, des vents acides et nidoreux, des tensions dans les hypocondres, des borborygmes. Par suite de ces désordres, les alimens ne réparent plus les pertes journalières que fait le corps ; aussi les humeurs sont-elles sans

____

(1) Tulpii Observ. lib. 2 , cap. 2.

consistance , leur circulation se fait lentement, la nutrition est lésée, les solides tombent dans le relâchement, la chlorose survient (*Baillou*), et des diarrhées habituelles, accompagnées de fièvre hectique , font périr les malades dans le marasme. Souvent la nymphomanie succède à l'inflammation lente des ovaires et du reste du système utérin. *Amatus* cite plusieurs exemples de personnes attaquées de fièvres violentes et inflammatoires déterminées par l'amour.

La fixité des idées résultant de la contemplation continuelle du même objet (dans ce cas la personne aimée), imprimant aux nerfs une action beaucoup plus forte et plus long-temps soutenue qu'ils ne peuvent la supporter , le système sensible et l'organe immédiat de la pensée en sont profondément affectés : de là des phénomènes nerveux tantôt violens , même mortels , tantôt simplement bizarres , et divers dérangemens de l'intelligence. Une femme mourut avec les symptômes les plus violens d'épilepsie, suite de cette passion trompée. (1) La fureur, portée jusqu'à la manie, a été déterminée par l'amour. (2) *Manget* fait mention d'un délire frénétique qui succéda à l'érotomanie ; et *Tulpius* nous a transmis l'histoire d'un jeune homme qui devint sur-le-champ

---

(1) Tissot , Traité de l'épilepsie.
(2) Pinel , Traité de la manie.

cataleptique , quand on lui eut refusé de lui donner pour épouse la femme qu'il aimait. (1) Un amour excessif peut causer la mélancolie amoureuse : l'on rapporte qu'*Aristote* fut atteint de cette espèce de folie, au point d'offrir de l'encens à sa femme ; *Le Tasse* fut pendant quinze ans *érotomane ; Lucrèce* devint fou par l'effet de cette passion , et se donna la mort ; *Forestus* et *Amatus* ont vu de jeunes personnes tomber en démence à la suite d'un amour non satisfait : ils ajoutent que les remèdes furent vainement tentés pour rétablir leur raison ; *De Moor* vit une fille qui devint folle en apprenant le mariage de son amant avec sa sœur (2). Une mort subite a été plusieurs fois déterminée par le sentiment excessif de l'amour : une demoiselle de Sienne mourut peu d'heures après avoir appris que son amant avait été obligé de suivre *Charles-Quint* partant pour la guerre (3) ; la gazette de Leypsick *(Juillet 1806)* rapporte l'histoire de la mort d'une jeune personne qui expira sur le sein de son amant en recevant ses derniers adieux, forcée par ses parens d'accepter pour époux un autre que celui qu'elle aimait. L'action du cœur, dans ces deux cas paraît avoir été subitement paralysée.

---

(1) Observ. lib. 1 , observ. 22.
(2) Pathol. cerebri , cap. 24 , p. 582.
(3) Borsinius , Histoire de Hongrie , liv. 3 , décad. 3.

CHAPITRE III.

De la Jalousie.

La jalousie se rapproche jusqu'à un certain point de la colère, par sa manière d'agir sur notre économie, aussi produit-elle une partie des effets fâcheux de cette passion fougueuse. Bien plus, les fureurs de la haine se joignent quelquefois aux transports d'un amour violent, aux inquiétudes de la crainte : cette passion réunit donc à elle seule tout le mal de ces diverses affections.

Un visage pâle, les yeux irrités, l'air égaré, un regard sombre signalent l'homme jaloux, et sa figure emprunte tour à tour les traits de chaque passion qui sert d'aliment à sa jalousie.

L'effet particulier que détermine cette terrible affection est un spasme général dans la région épigastrique et dans tous les viscères qu'elle contient. Quoique la *jalousie distille ses poisons dans le cœur* (1), le foie en supporte l'effort principal : la bile, arrêtée dans ses conduits, reflue dans le sang, produit la jaunisse, irrite les organes, allume la fièvre ; l'appétit se perd, le sommeil fuit, et l'on maigrit d'une manière sensible. Les facultés intellectuelles ne tardent

---

(1) Expressions employées par les poëtes, les premiers peintres des passions.

pas à ressentir les atteintes de cette passion dévorante : de là l'emportement, le délire ; l'irritation des nerfs donne lieu aux convulsions, la mort même peut s'en suivre. *Camerarius* rapporte l'histoire d'une femme à qui un accès de jalousie donna une fièvre violente qui la conduisit au tombeau après quelques jours. Suivant *Tissot* (1), la jalousie tua en moins d'un mois un homme naturellement robuste et trèsgai. L'effet sympathique de cette passion peut donner lieu à des accidens qui participeront de l'affection qui aura excité la jalousie. J'ai connu, rapporte le professeur *Cabanis* (2), un jeune étudiant en médecine qui, dans un violent accès de jalousie, éprouva pendant plusieurs heures le priapisme le plus invincible et le plus douloureux, accompagné tour à tour de perte de semence et d'un sang presque pur. Nous avons déjà dit que l'enfance était susceptible de jalousie : *Saint-Augustin* cite l'exemple d'un enfant atteint de cette passion. » J'ai vu, dit-il, » un enfant jaloux ; il ne savait encore pro- » noncer aucune parole, et avec un visage pâle, » des yeux irrités, il regardait déjà un autre » enfant qui tettait avec lui. » (3)

---

(1) Mal. des nerfs, t. 2, part. 1, p. 348.

(2) Rapports du physique et du moral de l'homme, tom. 2, pag. 563.

(3) Tiré de l'éducation des filles, par Fénélon, p. 17.

CHAPITRE IV.

De la Colère.

La colère est de toutes les passions la plus terrible dont l'homme puisse être agité. Tantôt la face pâle (1) et sa couleur un peu livide est jointe à une sorte de débilité et au tremblement des membres ; le pouls est dur, concentré et intermittent, toutes les forces du corps et de l'ame paraissent épuisées ; on ne peut que bégayer : c'est le cas où cette passion violente, portée tout-à-coup à l'extrême, est prête d'anéantir toutes les puissances de la vie. On l'a vue produire alors l'épuisement soudain de l'irritabilité musculaire ou vasculaire, des syncopes, des convulsions, ou même une mort prompte. D'autres fois moins véhémente (et c'est le plus souvent), cette affection refoule d'abord par un mouvement rétrograde le sang et les humeurs de l'extérieur vers les gros vaisseaux ; la respiration devient difficile, entrecoupée, la région précordiale est oppressée, un sentiment d'anxiété la fatigue : mais bientôt l'effort du cœur

---

(1) On exprime trivialement cette pâleur de la face par ces mots : *Être blanc de colère.* Elle dépend de ce que les vaisseaux de cette partie reçoivent moins de sang que dans l'état ordinaire.

augmenté accélère ses battemens pour rétablir l'uniformité du cours du sang ; ses palpitations sont vives et précipitées : le centre épigastrique, dont le jeu était gêné par ce redoublement d'action et par cet amas d'humeurs, réagit en même temps pour les porter vers la circonférence, et il les repousse plus ou moins vîte : ainsi le sang est reporté rapidement et avec force à la périférie du corps; l'air, pressé dans le poumon, en sort avec un rugissement aigu ; la respiration devient violente, précipitée et irrégulière ; le pouls est grand, élevé, vîte, fréquent et véhément; la rougeur et la chaleur se répandent sur toute la peau ; le visage paraît de couleur cramoisi ; les yeux sont rouges et enflammés, le mouvement en est rapide et perçant; ils semblent sortir hors de leurs orbites, et paraissent égarés. Les sourcils sont tantôt abattus, tantôt ils s'élèvent, et puis ils se resserrent; le front se ride ; les cheveux se dressent et se hérissent ; les lèvres tremblent ; la voix, forte et aigue au commencement, devient à la fin rauque, enrouée et affreuse; la bouche est pleine d'écume. Cette tension de tout le corps rend le retour du sang par les veines vers le cœur plus difficile ; il reflue vers les muscles et leur communique une plus grande énergie. Il se porte aussi avec impétuosité vers les extrémités supérieures, à la tête, et exalte les facultés

intellectuelles. L'homme transporté de colère
met plus d'énergie dans ses expressions, a plus
de vivacité dans ses sensations; son imagination
est si exaltée, qu'il brave les dangers et la mort.
Tant d'agitation annonce le plus haut degré
d'irritabilité dans les solides et de mouvement
dans les liquides. Ce tableau, peint à grands
ttraits, laisse entrevoir que les désordres les plus
terribles et les accidens les plus funestes peuvent
être produits par cette passion fougueuse dont
l'influence est si grande sur nos diverses fonctions, qu'elle bouleverse souvent toute l'économie
animale : « *Est enim ira omnium perturbationum*
» *atrocissima et fœcundissima, infinitorum ma-*
» *lorum mater, quae naturam hominis in tru-*
» *culentam commutat feram... Ira sanguinem*
» *concitat in venis, cerebrum concutit, nervos*
» *convellit, humores exagitat, calorem cale-*
« *factat innatum cujus veluti fervor esse vi-*
» *detur.* » (1) L'accumulation momentanée du
sang sur la poitrine (par l'effet de la colère)
détermine dans cette région un état d'anxiété,
des palpitations. L'asthme, suivi de la mort, a
été causé par le spasme des poumons survenu
à la suite d'un accès de colère : (2) une femme
avait une toux très-forte dès qu'elle était con-

____

(1) Hildanus, cent. 1 , obs. 18.
(2) Helmont. cap. *asthma* et *tussis* , n.º XXV, p. 291.

trainte. *(Zimmermann)* Le ralentissement du cours du sang dans l'intérieur a déterminé la dilatation du cœur chez un homme âgé de trente-huit ans , d'une constitution sanguine, fort, vigoureux, et très-irascible , qui voulut, dans un accès de colère, attenter à ses jours. (1) Les gros vaisseaux sont quelquefois dilatés en même temps par l'effet de cette passion : *Harvée* (2) rapporte qu'un homme ayant été obligé de retenir une violente colère, fut saisi d'une oppression et d'une douleur de cœur qui, augmentant peu à peu avec des symptômes cruels, finirent par le conduire au tombeau. Les artères jugulaires étaient aussi grosses que le pouce pendant la vie ; et après la mort de cet homme, *Harvée* trouva le cœur, les oreillettes, les gros vaisseaux aussi amples que ceux d'un bœuf. La colère déterminant avec violence le reflux du sang vers la poitrine, vers la tête ou d'autres organes délicats, peut produire des hémorragies : *Higmor* a vu une hémoptisie considérable chez une jeune fille, produite par cette affection. (3) *Boris Gudenow,* Czar de Russie, s'emporta avec tant de fureur contre *Sigismond,* Roi de Pologne, qu'il fut attaqué d'un cra-

(1) Corvisart , maladies organiques du cœur, p. 76.

(2) Exercit. alter. ad Riolanum , opera omnia, in-4.° , Lond. 1766 , p. 127.

(3) Disquisitio anatom. p. 172.

chement de sang que rien ne put arrêter. *Tissot* (1) cite un enfant de quatre ans qui éprouvait une hémorragie du nez toutes les fois qu'il se fâchait. *Pechlin* a vu des hémorragies par les oreilles, par l'utérus (l'avortement peut s'en suivre : *Tissot* avait connu une femme qui se blessa quatre fois dans deux ans, entre le troisième et le cinquième mois, après des emportemens de colère. *Peu* rapporte une observation semblable (2)), par la peau. *Fick* (3) parle d'une femme qui éprouvait un flux hémorroïdal abondant à chaque accès de colère. *Borrelli* a vu couler des larmes de sang (4). *Libavius* rapporte l'exemple d'une hémorragie par les lèvres causée par cette passion. (5) Des inflammations ont été déterminées par la colère : une pleurésie très-forte en est résultée (6), ainsi que des maladies chroniques du poumon qui finissaient par l'étisie, lorsque les accès de cette passion étaient fréquens. *(Sennert)* L'inflammation de la membrane muqueuse de l'estomac et de la tunique péritonéale de tout le canal alimentaire, terminée par la mort, a été occasionée par l'effet

---

(1) Mal. des nerfs, libro citato.
(2) Prat. des accouch. liv. I, chap. 8.
(3) Lib. 3. observ. 25, p. 458.
(4) Cent. 2, observ. 56.
(5) De cruentatione cadaverum, p. 302.
(6) Bierling, Theses practicæ, cas. 38.

subit de la colère, chez une femme âgée de soixante-deux ans. (1) Le sang se portant avec force vers la tête, il peut en résulter l'apoplexie et la mort. *Drelincourt* vit un homme, qui s'était emporté en se mettant à table, tomber apoplectique et mourir sur-le-champ. (2) *Tissot* (3) rapporte qu'un soldat mourut subitement de colère de n'avoir pu rendre les coups de bâton que son supérieur venait de lui donner ; on trouva son cerveau rempli de sang. Des fièvres intermittentes ou continues ont dû leur naissance à la même cause. *Fabri-de-Hildan* a vu un homme à qui la colère donnait toujours une fièvre éphémère ou une fièvre tierce. (4) Les fièvres intermittentes, rémittentes, putrides, malignes succèdent souvent à la colère. (5) *Stahl* a vu des fièvres devenir promptement mortelles après des accès de colère étouffée. L'influence de cette affection sur le système sensible s'annonce par des accidens nerveux bien rapides et souvent funestes. *Lorry* (6) parle d'une femme très-mobile que la plus légère contradiction faisait évanouir. Une femme en pleine

---

(1) Pinel , Médec. clin. p. 239.
(2) Sepulcr. t. 1, p. 88.
(3) Mal. des nerfs , t. 2 , p. 356.
(4) Cent. 5 , obs. 75.
(5) Hoffmann , de purgantibus post iram venen.
(6) De melancolia , t. 1 , p. 37.

convalescence s'étant fâchée, eut un accès de convulsions dans lequel elle mourut. (1) La colère a occasioné plusieurs fois, surtout chez des femmes, des contractions spasmodiques dans les intestins, et des coliques venteuses ou hystériques. (2) Cette affection rappelle les accès de goutte : « *Non enim rectiùs podagrae, quàm* » *iracundiae, paroxismus omnis dici potest.* » (3) Le pouls peut devenir irrégulier, et *Pechlin* l'a observé ainsi pendant deux ans, après une vive colère ; une palpitation très-forte, excitée par cette passion, saisit une femme et la tua sur-le-champ (4) ; une nourrice, encore émue par la colère, donna le sein à son enfant qui tomba dans de violentes convulsions en cessant d'avaler le lait. (5) L'épilepsie a été déterminée par la colère (6) : un homme se battant avec un autre, entra dans une telle colère, qu'un de ses bras tomba entièrement immobile, avec privation de sentiment, quoiqu'on y enfonçât fort avant des épingles ; par suite, il eut des attaques d'apoplexie qui le mirent en danger de

---

(1) Colin, Annuus medec. tert. p. 23.
(2) Van Der Wiel, cent. 1, obs. LXXIV.
(3) Sydenham, de podagra, p. 589.
(4) Zacutus, Praxis admiranda, lib. 1. obs. 142.
(5) Tissot, Mal. des nerfs, t. 2, p. 1 et 161.
(6) Cullen, Méd. prat. t. 2, p. 340.

C

perdre la vie. (1) La paralysie peut survenir dans l'accès de la colère : *Valère-Maxime* rapporte qu'une Athénienne se fâchant perdit absolument la parole. La lésion de la vue peut être produite par cette passion, au point que les objets paraissent doubles; l'héméralopie est aussi survenue quelquefois (2); la goutte-sereine a encore été observée; enfin le coma, le délire, la manie et la frénésie sont fréquemment survenues à la suite d'accès de colère : de là l'expression connue : « *Ira furor brevis est.* »

La colère produit aussi des effets extraordinaires sur les fonctions de l'estomac qu'elle bouleverse, et sur les diverses sécrétions qui sont tantôt subitement suspendues, tantôt augmentées ou changent de nature. Aussi le spasme de l'estomac, des intestins, du foie surtout *(fervet jecur)* survient-il; la bile s'arrête dans ses propres canaux ou se porte avec violence à la tête (cet accident est un produit de la sympathie qui existe entre le foie et la tête) : d'où résulte la phrénésie subite à laquelle se joint quelquefois un délire universel. (3) Le dérangement dans le cours de la bile occasione des érysipèles; et *Fallope* cite une femme qui ne se fâchait jamais, qu'il

---

(1) Quesnay, Traité de la gangrène, p. 332.
(2) Thes. med. pract. collect. hall. t. 1, p. 332 et 354.
(3) Lorry, de morborum mutationibus.

ne lui en vînt un au visage. (1) Le bouleversement de l'estomac a été suivi de vomissemens de couleur verdâtre : à chaque mouvement de colère une femme rendait les alimens contenus dans son estomac, et comme elle se fâchait fréquemment, elle ruina si fort cet organe, que les vomissemens devinrent habituels. *(Camerarius.)* Cette affection suspend quelquefois la sécrétion et l'excrétion de la bile, l'arrête dans ses couloirs, et l'empêchant de passer dans les intestins, cause son reflux dans le sang : de là la jaunisse et des maladies très-graves du foie, telles que des inflammations suivies d'abcès, des squirres ; à la suite se forment des tubercules dans la vésicule du fiel. *(Valcarenki* en rapporte un exemple, ainsi que *Pechlin.)* Quant à la sécrétion augmentée de la bile, *Fabri de Hildan* a vu une femme qu'un accès de colère purgeait comme une médecine ; un maître d'école allait à la selle chaque fois que ses écoliers le faisaient fâcher. (2) La bile acquérant une certaine âcreté par l'action de la colère, peut occasioner de violentes coliques : la dyssenterie, des diarrhées opiniâtres et le flux cœliaque sont dus quelquefois à cette cause *(Hoffmann, Tulpius, Pechlin.)* : *Tulpius* cite le cas d'un *miserere* devenu mortel en peu de jours.

---

(1) Opera omnia, fol. 1584, p. 761.

(2) Mémoires des curieux de la nature, ann. 5, p. 57.

Le spasme se porte d'autres fois sur les vais-
seaux urinaires, et supprimant cette sécrétion, peut donner la mort. *Tissot (1)* rapporté qu'un homme âgé de soixante-dix-sept ans mourut le dix-septième jour après un accès de colère qui avait causé une suppression d'urine.

La sécrétion et l'excrétion de la salive sont au contraire augmentées par cette passion; aussi dit-on vrai d'un homme que la colère agite : « Il écume de rage; » tant la salive est abon-dante dans certains cas !

La transpiration est aussi augmentée lorsque le sang est reporté à la circonférence.

Enfin, la qualité de certaines humeurs en est altérée au point qu'on a vu survenir les plus graves accidens. Nous avons déjà parlé des chan-gemens qui arrivent à la bile ; nous avons vu aussi qu'un enfant avait été pris de convulsions, en cessant de tetter sa nourrice encore émue de colère ; nous ajouterons ici une observation d'*Albinus*, qui prouve combien le lait est em-poisonné par cette funeste affection : une nour-rice en colère ayant donné le sein à son enfant, il eut aussitôt une hémorragie par les yeux, les oreilles, le nez, la bouche, l'anus, et mourut. (2)

La salive ne peut-elle pas recevoir également

----

(1) Mal. des nerfs, tom. 2. part. 1. p. 368.
(2) Haller, Element. physiol. tom. 5. p. 583.

une qualité virulente, puisque, au rapport de plusieurs auteurs dignes de foi, on a vu la rage inoculée par la morsure d'un homme en colère? Un jeune homme s'étant mordu le doigt dans un transport de colère, eut dès le lendemain tous les symptomes de la rage et en mourut. (1)

Nous terminerons en observant que, lorsque l'accès de cette violente affection est sur sa fin, toutes les forces du corps se trouvent tellement épuisées, qu'on tombe dans la faiblesse, la langueur, l'abattement : et le calme le plus profond succède à cette tempête de l'ame qui participe aussi à cet épuisement, comme le prouve l'état de somnolence spasmodique et cataleptique qu'on a vu succéder à des transports de colère. (2)

SECONDE SECTION.

PASSIONS DÉBILITANTES.

CHAPITRE PREMIER.

De la Tristesse et du Chagrin.

L'homme en proie à la tristesse et au chagrin a les yeux abattus, le visage pâle, les traits alté-

---

(1) Sauvages, Dissert. sur la rage, p. 4.
(2) Mémoires de l'académie de Paris.

rés; il paraît accablé sous le poids de sa douleur : ces affections énervantes dirigent lentement, mais constamment, les oscillations et les
humeurs vers l'épigastre; de là le trouble dans
la respiration, qui ne se fait plus que par san-
glots et bâillemens, attendu la surcharge des
poumons produite par la congestion du sang
sur ces viscères. La diminution sensible dans la
force vitale du cœur et des artères est suivie du
retard et de la gêne de la circulation ; on éprouve
un *serrement* de cœur ; le pouls est petit, languissant, lent et rare ; les sécrétions sont suspendues et irrégulières, l'appétit se perd ; la
pâleur et la maigreur deviennent générales, et
bientôt l'inertie et la chute des forces muscu-
laires annoncent le dernier degré d'abattement.
Les humeurs, devenues stagnantes par le spasme
profond que déterminent ces passions tristes, altèrent la digestion déjà dérangée par la tension
excessive de l'estomac, du foie surtout ; la circulation, très-ralentie dans les vaisseaux de ce
dernier organe, ainsi que dans les autres viscères de l'abdomen, produit l'ictère, l'hypocondrie, des squirres, l'hydropisie, la diarrhée, les
fièvres erratiques, l'atrophie ; souvent l'affaiblissement de la puissance nerveuse donne naissance
à la goutte, à la mélancolie, aux fièvres aigues,
malignes. Le dérangement des facultés intellectuelles succède bientôt : de là viennent le

manie tranquille, analogue au délire sénile, un état comateux, la léthargie, la catalepsie, la paralysie, la mort, résultats évidens de l'épuisement de la sensibilité et de l'irritabilité. D'autres fois, la folie, un air sombre et farouche, une sauvage misanthropie, le trouble et la confusion dans les idées, un état de stupeur ou d'ivresse, puis tout à coup l'explosion de la manie la plus violente *(Pinel)* sont les suites de ces passions long-temps dévorées.

Nous avons dit qu'un des premiers effets produits par l'action de la tristesse et du chagrin sur l'économie animale, était une respiration laborieuse et lente, l'affaiblissement du cœur et des artères, d'où proviennent diverses lésions dans ces organes : un pharmacien âgé de vingt-deux ans, d'un tempérament bilieux, ayant éprouvé de vifs chagrins, fut pris, sans autre cause connue, de palpitations violentes, de battemens déréglés dans la région du cœur, et d'une gêne extrême dans l'acte de la respiration. (1) De violens chagrins donnèrent naissance à des étouffemens et à des palpitations qui, après deux ans de souffrances, se terminèrent par la mort subite : on trouva le péricarde extraordinairement dilaté ; le cœur avait un volume trois fois plus considérable que celui qui

____

(1) Corvisart, Mal. organiques du cœur, p. 124.

lui est naturel. (1) Le serrement du cœur peut durer assez pour être suivi de la dilatation des oreillettes et de la veine-cave, suivant la remarque de *Senac*. (2) *Lieutaud* a vu la veine-cave dilatée chez un homme qui avait éprouvé de longs chagrins (3); ce qui confirme l'observation d'*Alberti*, que les passions tristes produisent plutôt des dilatations dans les veines que dans les artères, tant le sang éprouve de difficultés pour revenir au cœur. La circulation peut, dans certains cas, être assez languissante pour produire des défaillances qui se terminent par la mort. *Stahl* rapporte qu'une mère ayant appris la mort de son fils, tomba d'abord dans une défaillance qui, dégénérant en apoplexie, la tua sur-le-champ. (4)

L'affaiblisement des organes épigastriques est encore une suite de chagrins profonds qui débilitent et énervent tout l'appareil digestif; la circulation s'opère difficilement dans le système de la veine-porte : de là l'empâtement des viscères abdominaux. La stagnation des humeurs dans les entrailles donne lieu à tous les symptomes de l'hypocondriacisme. « *Cura*, dit Hip-
» pocrate, *in visceribus veluti spina est, et illa*

---

(1) Même ouvrage, p. 82 et 83.
(2) Traité du cœur.
(3) Hist. anatom. medic. t. 1. p. 135.
(4) De Passionibus animi, thes. 23.

» *pungit.* » *(1)* Le foie participe à cet état d'inertie, ses vaisseaux s'engorgent, les concrétions bilieuses, les constipations opiniâtres, la jaunisse en sont les suites, ainsi que les obstructions, les squirres (2), l'hydropisie. « *Mae-* » *rentes facilè obstructiones, partium duritiem* » *et affectum hypocondriacum patiuntur.* » (3) *Viridet* vit une femme que deux ans de chagrin conduisirent à la mort : on trouva dans la vésicule dix-sept calculs, dont l'un était plus gros qu'un dez à jouer. (4) La goutte dépend aussi de la débilité de l'estomac produite par ces passions tristes. *(Sydenham, Musgrave,* chap. *5.)* Les fonctions de l'estomac et des intestins étant dérangées, l'appétit se perd, la langueur s'ensuit, les humeurs sont mal élaborées et s'altèrent : de là des diarrhées, la fièvre lente, la cachexie, le marasme. Au rapport de *Tissot,* la mort d'une fille chérie causa un chagrin si profond à sa mère qui l'aimait tendrement, qu'une fièvre lente la conduisit à un état d'étisie dont rien ne put ralentir le cours. (5)

Les organes sécrétoires sont également affai-

---

(1) Lib. secun. de morbis , sect. 5.

(2) « S'ils existaient déjà , ils se changent alors en cancer. » (Van Swiet.) t. 1 , p. 809.

(3) Sanct. sect. 4 , art. 3.

(4) Traité du bon chile, tom. 2 , p. 63.

(5) Mal. des nerfs , tom. 2 , part. 1 , p. 378.

blis ; les règles se dérangent ou même se suppriment; le chagrin tarit fréquemment les sources
du lait, et fait dégonfler quelquefois subitement
les mamelles; la transpiration diminue, et se
trouve, dans certains cas, entièrement supprimée
(Sanctorius) : de là le reflux de la sérosité du
sang dans l'intérieur; l'excrétion de l'urine seule,
comme exprimée de toutes les parties, est abon-
dante, aqueuse, limpide; les crachats sont fréquens; les cheveux blanchissent en peu de temps.

Les chagrins long-temps dévorés affaiblissant
surtout la force nerveuse, des fièvres malignes
(ataxiques), la gangrène *(Van Swiet.)* peuvent survenir : les miasmes pestilentiels ont alors
plus d'action sur le corps. (1) La paralysie pro-
vient quelquefois d'une pareille cause : *Camerarius* vit un homme à qui la mort de son fils
causa un si violent chagrin, qu'il devint suc-
cessivement paralytique de tous ses membres. (2)
Le cœur peut être paralysé sur-le-champ, et
amener ainsi la mort subite. *Gobius (3)* parle d'un
de ses amis qui, ayant appris à Leyde que son

---

(1) *Nota.* « Les vaisseaux exhalans des personnes tristes
et taciturnes se resserrent, et leur peau est pâle, sèche et
retirée ; aussi alors le système absorbant paraît-il plus actif:
c'est pour cela que les passions tristes rendent nos corps
plus susceptibles de recevoir la contagion. »

(2) De efficacia animi pathemat.

(3) Sermo academ. alter. p. 27.

frère venait de mourir à la Haye, monte aussitôt en voiture pour s'y rendre : il arrive, le regarde, est saisi de chagrin ; il s'affaiblit, s'assied, tombe mort, et on les enterra ensemble. Quelquefois des paralysies locales ont lieu, telles que la cécité. *(Van Swieten.)*

L'esprit continuellement absorbé dans les mêmes idées ne goûte plus le sommeil, la mélancolie survient ; d'où *Hippocrate* a dit « avec vérité : *Si tristitia longo tempore per-* » *severet, ejusmodi symptoma melancolicum* » *est.* » (1) Des syncopes, la catalepsie ont été produites par ces passions tristes, de même que la léthargie : *Tissot* (2) nous a transmis l'histoire d'une servante très-robuste qui, à la suite de chagrins, tomba dans un assoupissement si fort, que pendant trente heures rien ne put l'en tirer ; *Bonnet* rapporte qu'une demoiselle, entre autres symptomes hystériques dont la cause était le chagrin, tombait fréquemment dans des syncopes effrayantes qui duraient quelquefois plus d'une demi-heure. (3) Le dérangement des fonctions intellectuelles a lieu dans certains cas, et se termine par la perte de mémoire, le délire, la folie, la manie, la fureur.

---

(1) Aphoris. sect. 6, n.º XXIII.
(2) Mal. des nerfs.
(3) Sepulcret. anat. t. lib. III, sect. XXIII, obs. IX.

CHAPITRE II.

De la Crainte.

La crainte (née de l'idée d'un danger présent, prochain ou éloigné) débilite presque tous les organes; la pâleur devient générale; l'on frissonne et l'on tremble de tous les membres; les sphincters se relâchent; le corps éprouve un sentiment de saisissement, de froid et de faiblesse : des défaillances, la syncope même surviennent alors quelquefois.

La force du cœur étant diminuée de beaucoup, ses contractions sont sans énergie; le battement des artères est faible; le pouls devient petit, irrégulier, intermittent; la circulation peut être si fort ralentie, que le sang ne coule pas lorsqu'un vaisseau est ouvert. (Dans ce cas les hémorragies s'arrêtent spontanément.) Tous ces phénomènes indiquent que le sang s'est accumulé dans les gros vaisseaux, et que les mouvemens organiques se sont concentrés sur le centre phrénique ; aussi l'homme qu'agite la crainte éprouve-t-il dans la région précordiale un sentiment douloureux de plénitude, d'oppression et d'anxiété; le trouble des fonctions digestives s'annonce bientôt par des flatuosités, des rapports acides, et d'autres symptomes qui indiquent que l'estomac et les intestins ont perdu leur ton naturel : de là la diarrhée. Le spasme de toutes ces parties cause la jaunisse, des engorgemens, des obstructions, des squirres, la gangrène *(Van Swieten) ;* l'affection hypocondriaque, la fièvre se développent à la suite de ces désordres. Quand l'impression que cause la crainte est très-forte, le tremblement arrive; les muscles se trouvant affaiblis, les sphincters sont subitement relâchés par cette affection portée à l'extrême, qui produit sur-le-champ la diarrhée et un écoulement involontaire et excessif d'urine; les sécrétions du lait et de la transpiration se dérangent et se suppriment; si cette dernière augmente dans certains cas, elle est froide et indique le relâchement de la peau et la plus grande faiblesse (c'est une sueur d'expression.) La crainte augmente la disposition des vaisseaux absorbans à l'inhalation, et rend ainsi plus susceptible d'être atteint par les maladies contagieuses : les vaisseaux qui portent la nourriture aux cheveux peuvent être si subitement désorganisés par l'impression de cette affection, qu'on a vu la crainte de la mort et des doutes sur le hasard d'une bataille faire tomber tous les cheveux en une nuit.

La force nerveuse est aussi tellement affaiblie par l'impression de la crainte, qu'il survient, dans certains cas, des paralysies, la cécité, l'apoplexie, la mort : le cerveau peut en être si fort ébranlé, que le vertige, la mélancolie, la folie sont quelquefois les tristes résultats de cette funeste affection. (Ces accidens sont dus à la correspondance qui existe entre le centre épigasgastrique et la tête ; nous en parlerons plus amplement dans le chapitre suivant.)

CHAPITRE III.

De la Frayeur et de la Terreur.

Deux des plus pernicieuses affections de l'ame, qui portent le trouble et le désordre dans l'organisme de l'homme, sont la frayeur et la terreur (celle-ci n'est que le dernier degré de la première) ; aussi en les décrivant confondrousnous la plupart de leurs phénomènes, leurs effets et leurs résultats sur le corps humain paraissant en quelque sorte semblables.

L'homme, saisi d'une frayeur subite, frissonne par tous ses membres ; les pulsations du cœur sont accélérées ; la contraction spasmodique des capillaires à la surface du corps donne lieu à la pâleur, et une distension soudaine du cœur et des gros vaisseaux par le reflux du sang à l'intérieur, est suivie de suffocation et d'une interruption momentanée dans la respiration ; il survient fréquemment alors un tremblement involontaire dans tout le système locomoteur ; bien plus, l'impression de cette passion peut être assez profonde pour que tous les muscles soient frappés d'une atonie générale : de là le relâchement des sphincters, l'expulsion involontaire des matières stercorales, des urines ; les jambes semblent se dérober sous le poids du corps. Si cette affection de l'ame est portée jusqu'à l'*effroi* (terreur), les muscles se contractant, l'œil est fixe, la bouche béante, une sensation de froid parcourt tout le corps ; on tombe quelquefois sans sentiment et sans parole.

Cet exposé rapide des phénomènes les plus ordinaires produits par la frayeur et la terreur, fait pressentir combien de désordres peuvent être la suite de ces vives affections : nous allons énumérer les principaux.

Le spasme général, que nous avons noté comme le premier effet produit par la frayeur, amène la suppression de la transpiration, dont le reflux sympathique sur l'appareil urinaire ou sur le canal intestinal est suivi, dans le premier cas, d'urines abondantes et aqueuses, dans le second, d'une diarrhée subite, très-forte, et quelquefois opiniâtre ; *Tissot* en rapporte un exemple remarquable. (1) Le sang, accumulé dans l'intérieur, engorge le poumon, gêne la respiration, surcharge le cœur et les gros vaisseaux, et de graves lésions se manifestent bientôt dans ces

----

(1) Mal. des nerfs. tom. 2 , part. 1 , p. 392.

organes : le docteur *Corvisart* a vu un homme d'une forte constitution , chez qui une vive frayeur détermina la dyspnée, une toux sèche , et des palpitations qui étaient devenues de plus en plus fortes ; ces phénomènes se renouvelaient au moindre mouvement du malade, dont la figure était animée et injectée : les battemens du cœur étaient tumultueux, et se faisaient avec une sorte de bruissement; après sept mois de sé-jour à l'hôpital de la charité , le malade mou-rut. On trouva le volume du cœur fort aug-menté ; l'orifice du ventricule aortique était rétréci, et formait une sorte de fente courbe, irrégulière, présentant des duretés et quelques aspérités osseuses; la valvule mitrale était dure et comme ossifiée ; les aortiques étaient épaisses et recoquillées. (1) Les humeurs étant refoulées par cette passion de la circonférence au centre, il peut en résulter des déterminations du sang vers certaines parties : de là des pertes , l'avor-tement, des hémorragies, l'hémoptisie, l'apo-plexie promptement mortelles. *Van Swieten* dit avoir connu une femme grosse qui, félicitée par sa mère de n'avoir pas été éveillée par l'in-cendie d'une maison voisine de la sienne, com-mença bientôt à trembler par tout son corps et à se plaindre ; tout son lit fut en un instant

---

(1) Essai sur les maladies organiques du cœur, p. 45.

inondé de sang ; elle eut ensuite des faiblesses et des convulsions : elle se rétablit cependant de cette perte, mais elle fit une fausse couche au terme de quatre mois. (1) L'orage effraya tellement un matelot qu'il en tomba de peur, et son visage suait du sang qui, comme une sueur ordinaire, revenait à mesure qu'on l'essuyait pendant tout le temps que dura l'orage. (2) *Stahl* avait vu une fille qui, menacée de mort par des soldats, perdit tout son sang par tous les pores de son corps, et fut promptement morte. (3) Quelquefois la frayeur produit un spasme qui, se communiquant jusqu'aux parties internes, suspend les crises, trouble les sécrétions et les excrétions : chez une nouvelle accouchée les lochies furent supprimées par une violente frayeur ; il se forma dans le ventre une inflammation qui se termina par un abcès dont il sortit plusieurs livres de pus. (4) L'aménorrhée, la suppression du flux hémorroïdal ont été fréquemment observées à la suite de la frayeur et de la terreur. (5) Le saisissement, déterminé par ces affections de l'ame, tarit quelquefois les

---

(1) T. 4, p. 622.
(2) Journal encycl. Jan. 1776, p. 155.
(3) De pathem. § 26.
(4) Van Swiet. t. 4, p. 622.
(5) Vid. Fabri de Hildan, Hoffmann et autres observateurs.

D

sources du lait, et fait dégonfler les mamelles d'une manière subite.

La région épigastrique étant le lieu où l'impression primitive des passions est le plus sensible (comme le prouvent le saisissement et l'anxiété que nous y ressentons), l'estomac et les divers organes qui concourent à la digestion sont frappés d'atonie, et leurs fonctions languissent ou sont perverties, surtout durant la frayeur et la terreur : *Van Helmont* parle d'une fille qui fut si fort effrayée par le tonnerre, qu'elle en perdit sur-le-champ l'appétit; depuis lors elle ne put prendre que quelques cuillerées d'eau tous les huit jours. (1) Les diarrhées opiniâtres en sont souvent résultées. (2) La terreur agit particulièrement sur l'organe biliaire, qui réagit ensuite sur la peau : *Tissot* a vu une femme qu'une frayeur sur l'eau rendit jaune en quelques minutes : un homme, effrayé par la chute d'une galerie sur laquelle il était, tomba dans un ictère si noir, qu'il ressemblait à un maure. (3) L'érysipèle a été observé par *Sennert*, et les maladies cutanées n'ont jamais été si fréquentes que chez les peuples qui ont vécu sous la tyrannie, surtout chez les individus les plus exposés

---

(1) Jusduum viratus, § 25, op. p. 244.
(2) Vide suprà, loco citato.
(3) Mal. des nerfs, t. 2, part. 1, p. 395, 396.

par leurs richesses et leur naissance à en ressentir les effets. (1)

Le système lymphatique et glanduleux peut aussi ressentir l'impression funeste de cette passion : *Van Swieten* vit une femme très-saine à qui une frayeur subite occasiona sur-le-champ une tumeur au sein, qui, quoique traitée d'abord par les meilleurs remèdes, devint un squirre incurable (2) ; *Vater* a vu cette affection produire le même effet sur une des glandes bronchiales d'un jeune homme.

Les brusques assauts de cette passion bouleversent tout le système nerveux : on n'en sera pas surpris, si l'on réfléchit que la frayeur porte spécialement son impression directe sur la région de l'estomac, comme le prouve le resserrement qui s'y fait sentir, surtout au *cardia*. La réaction de cet organe sur le cerveau ou sur une autre partie du système sensible est donc suffisante pour déterminer l'épilepsie, la catalepsie (*Tulpius*), l'histérie, les convulsions, et autres maladies spasmodiques, dont les observateurs nous fournissent plusieurs exemples. Au rapport de *Zacutus*, un enfant qui se bai-

____

(1) Les passions tristes sont une des principales causes déterminantes des maladies cutanées par l'influence directe qu'elles ont sur la peau. (Obs. de médec. prat. par M. Lordat, Jour. génér. de méd. Mars 1805.

(2) Tom. 1 , §. 127, p. 190.

gnait dans la mer fut tellement effrayé d'un
coup de canon que tira un vaisseau qui par-
tait, qu'il mourut dans un quart d'heure d'une
attaque d'épilepsie (1) ; *Morgagni* nous a transmis l'histoire d'un homme qui devint épilep-
tique après avoir éprouvé une grande frayeur (2) ;
Haën a vu l'effroi produire un spasme très-fort
de la mâchoire inférieure. (3) Lorsque l'impression que cause cette affection est très-forte,
il peut en résulter un tremblement de tout le
corps : « *Vidi virum, qui in aetatis vigore dor-*
» *miens, horrendo tonitus fragore expergefac-*
» *tus, fulmine domum insensum esse credidit,*
» *et posteà in talem tremorem totius corporis*
» *incidit, ut nullus omninò musculus volun-*
» *tatis imperio mobilis ab illo immunis foret.*
» *Vixit in hoc statu per viginti annos, in re-*
» *liquis sanus.* » (4) La paralysie a lieu quelquefois : le professeur *Pinel* rapporte dans sa
médecine clinique (5), qu'une femme tomba dans
l'hemiplégie du côté droit, à la suite de convulsions produites par la frayeur. Les défaillances, la syncope sont aussi déterminées par
cette affection de l'ame qui affaiblit alors direc-

---

(1) Praxis medic.
(2) Epist. LXIV, art. 5.
(3) Ratio medendi.
(4) Van Swieten, t. II, p. 183.
(5) P. 82.

tement le cœur : *Sauvages* rapporte qu'il tomba une fois en lypothimie, en voyant rouer un criminel (1) ; *Zimmermann* vit un paysan robuste qui, effrayé de l'idée d'être pendu pour cause de vol, tomba en syncope et demeura vingt-quatre heures comme mort. On a observé des fièvres bilieuses dont l'invasion était décidée par la terreur (2) : *Tralles* a connu une femme à qui la frayeur que lui causa une chenille en tombant sur son cou donna la fièvre tierce. Les fièvres malignes règnent communément dans les villes assiégées et à la suite des tremblemens de terre. (3)

Les fonctions intellectuelles sont fréquemment dérangées par une frayeur vive et subite : aussi a-t-on vu survenir plusieurs fois les vertiges, le délire, la mélancolie continuelle, la folie, la manie, l'imbécillité et autres désordres à la suite de cette affection dont l'impression perturbatrice s'est propagée alors jusque dans le *sensorium* : un jeune homme ayant été attaqué par des voleurs, fut si effrayé, qu'il devint sur-le-champ maniaque. (4) Suivant *Tissot*, (5) une paysanne robuste étant descendue par une

____

(1) Nos. Meth. t. 5 , p. 562.

(2) Finke, de morbis biliosis.

(3) Telonius , de terræ motu.

(4) Observ. de médec. des hôpitaux militaires.

(5) Mal. des nerfs , tom. 2 , part. 1 , p. 405.

corde dans une caverne assez profonde, pour
y chercher un animal égaré, en ressortit folle,
et n'a jamais été guérie ; le même auteur parle
de deux jeunes filles qui restèrent dans une
espèce d'imbécillité à la suite d'une frayeur causée
par le tonnerre. (1) Enfin, la mort plus ou moins
prompte a été le résultat de l'action excessi-
vement débilitante de la frayeur et de la terreur :
aussi observe-t-on souvent, dans les temps de
peste, que les miasmes contagieux sont assez
puissans pour faire tomber l'homme soumis à
leur influence comme s'il avait été frappé d'un
coup de foudre. (2) « Voir mourir a suffi, dans
» les temps de peste, pour la propager d'un
» individu à un autre. » (3) *Diemerbroek* (4)
rapporte qu'une jeune fille de vingt ans voyant
un jeune homme attaqué de la peste et pousser
des cris horribles dans les transports d'une
violente frénésie, fut elle-même aussitôt frappée
de cette maladie. *Kerkring* parle d'un homme à
qui on avait annoncé la mort pour un jour fixé ;
s'effrayant tous les jours davantage, il mourut
enfin au jour fatal. Plusieurs criminels sont
morts en entendant prononcer leur arrêt de

---

(1) Ut suprà, p. 399.

(2) Voyez l'explication de ce fait dans le chapitre de la
crainte.

(3) Lachambre, caractère des passions.

(4) Tractatus copiosissimus de peste.

condamnation. *Montaigne* nous a conservé un
exemple très-remarquable de mort subite causée
par la peur ; il s'exprime en ces termes : « Et
» au même siége (de Saint-Paul) fut mémo-
» rable la peur qui serra , saisit et glaça si fort
» le cœur d'un gentilhomme , qu'il en tomba
» roide mort par terre à la brèche , sans au-
» cune blessure. » (1)

CHAPITRE IV.

De l'Envie.

Parmi les passions tristes qui fermentent sour-
dement dans le cœur de l'homme, l'envie doit
être considérée comme une des plus funestes à
l'économie animale ; ses ravages, lents à la vérité,
finissent néanmoins par miner les fondemens de
la santé , et produisent des maladies que le médecin doit signaler.

L'envie se composant de la colère , du chagrin et de la tristesse concentrées, communique
au corps l'empreinte de ces affections diverses ;
la paleur et la teinte livide de ceux qu'elle dévore
dénotent à l'œil observateur qu'un poison lent
circule dans leurs veines. Le foie surtout paraît
supporter l'effort de cette passion : aussi sa sécrétion en est-elle habituellement excitée ; la perte

----

(1) Liv. I , chap. XVII. De la peur.

de l'appétit succède bientôt à cet état, les veilles s'y joignent par suite de l'irritation de tout l'organisme, et la cachexie, la maigreur, la langueur annoncent l'épuisement des sources de la vie.

La mort a paru être déterminée subitement par l'envie étouffée : *Tissòt* (1) rapporte qu'un magistrat de la Suisse tomba mort aux pieds de son heureux concurrent, au moment où il s'approchait pour le féliciter de l'avoir emporté sur lui dans une élection populaire.

CHAPITRE V.

De la Haine.

La haine réunit les effets de la jalousie à ceux de l'envie, aussi produit-elle seule les maux que ces deux passions dévorantes causent séparément : toutes les fonctions languissent ; la transpiration est diminuée ; l'agitation, l'inquiétude, une fièvre lente, la perte de l'appétit, l'insomnie, le marasme sont les tristes résultats de cette affection de l'ame. Le système nerveux est principalement souffrant : une femme éprouvait des convulsions et des défaillances chaque fois qu'on prononçait devant elle le nom seul d'une autre femme qu'elle haïssait. *(Tissot.)*

------

(1) Epistola Hallero.

CHAPITRE VI.

De la Honte.

« Ceux qui sont affectés de *honte* ressentent
» une anxiété vers le scrobicule ; ils ont comme
» un nœud dans la gorge ; ils ne respirent pas
» pendant quelques instans : l'air demeure dans
» les poumons, et y acquiert une plus grande
» raréfaction ; il se dilate et comprime les veines
» pulmonaires qui portent le sang au ventri-
» cule gauche ; et ne se vidant point dans le
» ventricule droit, le sang de la veine cave
» supérieure, qui apporte le sang de la tête,
» d'où il se répand sur le visage, ne peut en-
» trer dans l'oreillette droite ; de plus, les nerfs
» se crispent, et la portion de la septième
» paire, qui se répand par toute la face, com-
» prime les veines des tempes ; ce qui entre-
» tient plus de temps la rougeur de la peau.
» Le jugement se trouble, la mémoire se perd,
» le pouls varie et est irrégulier ; en même
» temps on sent dans le visage des mouvemens
» désagréables et douloureux ; tous les muscles
» se retirent et se changent de mille manières ;
» les yeux sont hagards, et l'esprit et le corps
» sont dans l'abattement. » (1) Nous ajouterons

---

(1) Traduit du portugais par le Docteur Andry, d'après
un manuscrit de feu Antoine Nunès Ribeiro Sanchès. (*Voy.*
Encyclopédie méthodique, art. Affections del'ame.)

à ce tableau peint d'après nature par un médecin qui n'a fait que retracer les diverses impressions que cette passion lui avait fait éprouver fréquemment, et dont il fut pour ainsi dire la victime (1), que, dans la honte, le sang s'accumule si subitement dans les extrémités veineuses du visage, et même de toute la surface du corps, qu'on a vu des veines se rompre : le saisissement peut être assez profond pour supprimer le flux menstruel. Le système sanguin paraît supporter l'effort de cette passion, et le spasme du cœur, qui résulte de son impression très-vive, a été dans certains cas suivi d'accidens graves. L'imbécillité, la folie, la mort même ont été observées quelquefois, tant le trouble et l'irritation nerveuse que détermine cette affection peuvent devenir promptement funestes ! On raconte que *Diodore* le dialecticien mourut de honte de n'avoir pu rétorquer en public un argument qu'on lui avait fait.

---

(1) Le docteur Sanchès fut obligé de renoncer à l'exercice de la médecine, n'ayant pu surmonter la honte qu'il éprouvait auprès de ses malades, soit en les interrogeant, soit en leur répondant.

Nous ajouterons à cet exemple celui d'un homme de lettres que nous avons beaucoup connu (il était alors oratorien) : chaque fois qu'on lui adressait la parole le *rouge* lui *parcourait* toutes les parties du corps, au point que le visage et les mains en prenaient une teinte écarlate ; il paraissait souvent alors tout déconcerté.

CHAPITRE VII.

De la passion de l'Etude.

Nous allons retracer dans ce chapitre les phénomènes variés qui accompagnent l'étude et la
méditation long-temps prolongées, puisque alors
l'ame absorbée dans un seul objet paraît tellement modifier les organes, qu'ils n'exécutent
que d'une manière vicieuse leurs diverses fonctions, et deviennent ainsi susceptibles d'être affectés de plusieurs maladies.

Autant une étude modérée et interrompue peut
influer favorablement sur l'ame et de là sur le
corps par l'effet du sentiment agréable que fait
éprouver une suite de pensées heureuses , autant
les jouissances que procurent les transports de
l'imagination ou les inspirations du génie donnent de l'activité à l'esprit, dont une partie
semble se communiquer à tout l'organisme, si
nous en jugeons par le plaisir et l'enthousiasme
qu'inspirent les arts , les sciences et toutes les
branches des connaissances humaines ; autant
aussi cette contention de l'ame souvent répétée
ou tournée en habitude peut devenir nuisible,
paraissant agir alors comme une cause active de
beaucoup de maladies. Pour nous en convaincre ,
exposons les phénomènes qui se passent chez
l'homme plongé depuis un certain temps dans

une profonde méditation : la face est rouge et animée, les yeux étincelans, les vaisseaux de la tête pleins et tendus, tout le cerveau est gonflé; l'irritation de ce viscère attire le sang avec abondance et devient un centre de fluxions vers lequel les humeurs se portent avec rapidité. Cette tension de la tête, premier effet de l'excitement mental et du travail soutenu de la pensée, a déjà entraîné celle du centre phrénique, des intestins et de tous les viscères du bas-ventre : aussi éprouve-t-on alors un serrement pénible dans toutes ces parties; le diaphragme s'abaissant difficilement, gêne la respiration, la suspend, et force de pousser de temps en temps des soupirs : tous ces effets dépendent de la correspondance établie entre la tête et l'épigastre, qui dans ce cas agit avec une grande énergie. Par suite de cette extrême concentration de la sensibilité dans le cerveau et la région précordiale, les fonctions des sens extérieurs paraissent suspendues ou anéanties, les yeux sont ouverts et ne voyent point, l'oreille n'entend pas, l'impression tactile des corps est nulle : *Archimède* courant sans vêtemens dans les rues de Syracuse nous en fournit un exemple remarquable. (1)

---

(1) Hiéron, Roi de Syracuse, avait donné à un orfèvre un lingot d'or pur dont il l'avait chargé de faire une couronne : l'ouvrage se trouva d'un poids égal à celui de

Cet état de méditation répété souvent et devenu par sa durée et sa fréquence *une passion de l'ame,* on conçoit sans peine les désordres qui en proviennent : comme toute action excessive amène la faibleese, le spasme des organes épigastriques est bientôt suivi de l'inertie de tout le système nutritif, les digestions languissent et se dérangent; aussi tantôt l'appétit est extraordinaire, et tantôt il disparaît; des vomissemens habituels et des diarrhées abondantes surviennent même quelquefois. Le sang ralenti dans son cours détermine des empâtemens, engorge la veine-porte, produit des squirres au pylore et aux glandes du mésentère : de là encore l'hypocondrie et la mélancolie, si familières aux gens de lettres. De cette stagnation du fluide sanguin naissent des anévrismes dans les vaisseaux des grandes cavités : la goutte, des co-

---

l'or qui avait été fourni, ce qui n'empêcha pas de suspecter la probité de l'ouvrier : on soupconna l'alliage d'un métal étranger : mais comment faire pour s'en assurer, et pour déterminer la quantité de chacun des ingrédiens, sans endommager la couronne? Cette question fit du bruit parmi les savans de ce temps-là, et la solution en fut trouvée par le célèbre Archimède. Ce fut au bain que les principes de la solution se présentèrent à son esprit : transporté de joie, il se jetta hors du bain, et courut sans vêtement vers sa maison, en criant dans les rues de syracuse : *je l'ai trouvé, je l'ai trouvé.*

liques néphrétiques, les calculs dans les reins
et la vessie, les hémorroïdes sont dus à la même
cause. Les longues irritations du cerveau et de
tout le système nerveux, suites d'études exces-
sives, dérangent le sommeil, dépravent l'imagination, causent le délire, la folie, la manie,
l'imbécillité, la catalepsie, le somnambulisme,
la perte des sens, la paralysie. Les affections
comateuses, l'apoplexie terminent souvent la vie
des hommes livrés habituellement à la méditation; ou s'ils échappent à tant de maux, une
vieillesse prématurée, caractérisée par l'affaiblissement des facultés intellectuelles et les in-
firmités du dernier âge, les condamne à se sur-
vivre à eux-mêmes. *Tissot* nous fournit de nom-
breux exemples de maladies nées des excès de
l'étude. (1)

Toute longue contention d'esprit, quelle que
soit la cause qui la détermine, est également
suivie de graves accidens, et peut produire le
dérangement total de la santé.

<hr>

RÉSUMÉ.

Tels sont les phénomènes très-différens qui signalent les grandes et profondes affections de

(1) De la santé des gens de lettres.

l'ame dont nous avons traité dans ce Mémoire,
et qui prouvent qu'elles portent leur influence la
plus directe sur les fonctions de la vie organique;
tel est aussi le tableau des maladies résultant
des changèmens et des altérations qu'y font naître
leur action violente et leur longue durée, par
l'effet de cette même influence dont nous allons
retracer en peu de mots le mécanisme.

On a pu remarquer que si le système sensible,
dont le cerveau forme le tronc (1), communique à
l'ame les émotions de plaisir et de douleur d'où
naissent nos passions, les impressions qu'elles
produisent ébranlent à l'instant le centre épigastrique, et c'est de là que se propagent leurs diverses commotions si souvent funestes à notre
économie.

« Pour peu que l'on s'examine, dit *Buffon,*
» on s'apercevra aisément que toutes les af-
» fections intimes, les émotions vives, les épa-
» nouissemens de plaisir, les saisissemens, les
» douleurs, les nausées, les défaillances, toutes
» les impressions fortes des sensations devenues

---

(1) Le système nerveux peut être considéré comme un
arbre dont le cerveau forme le tronc, dont la moëlle alon-
gée et épinière forme la tige, dont les paires de nerfs sont
les branches qui, sortant de cette tige, se subdivisent en
différentes ramifications, vont s'implanter et disparaître enfin
dans le tissu solide de toutes les parties organiques du
corps. (Philos. médicale, p. 38.)

» agréables ou désagréables, se font sentir au
» dedans du corps, à la région même du dia-
» phragme. » (1)

C'est donc de ce centre que partent, comme
d'un point d'appui commun, les ébranlemens
causés par les passions ; c'est aussi sur un ou
plusieurs des organes contenus dans cette région
que nos affections portent leur impression primitive, qui se communique bientôt aux viscères
ou appareils d'organes avec lesquels ils sont le
plus en rapport ; et si les passions, qui ont
ordinairement une direction déterminée, paraissent affecter, suivant diverses circonstances,
tel organe plutôt que tel autre, cela dépend :

De la prédominance d'action de certaines
parties ;

De la sympathie qui existe entre l'organe primitivement et directement affecté par la passion, et
celui auquel son affection se communique.

En rappelant les considérations générales que
nous avons émises sur les passions, on verra
que nous avons rendu raison de ces phénomènes,
et déterminé ainsi (autant que l'état actuel de

____

(1) Les nerfs qui se rendent au diaphragme sont non-
seulement les diaphragmatiques , mais aussi ceux de la hui-
tième paire et l'intercostal ; or, ces trois sortes de nerfs
ont une connexion plus intime et plus considérable avec
tous les nerfs qui influent d'une manière directe sur les facultés mentales, vitales et physiques.

nos connaissances peut le permettre) *quelle est l'influence des passions sur la production des maladies.*

Après avoir indiqué la source de tant de maux qui affligent l'espèce humaine, il resterait à en présenter le remède : mais cette recherche sortant de la question qui nous a occupé dans ce Mémoire, nous tracerons simplement la marche qu'on doit suivre pour prévenir les effets funestes que les affections immodérées de l'ame produisent sur nos organes, et nous rapporterons sommairement les moyens qu'on peut employer pour y parvenir.

Les passions étant utiles à l'existence et au bonheur de l'homme lorsque la raison les dirige et tempère, c'est dans cette juste modération qu'on doit s'efforcer de les retenir; si l'on n'a pu y réussir, on opposera alors les contraires aux contraires : les remèdes usuels sont ici insuffisans, et c'est dans le mal même qu'il faut chercher les secours propres à le combattre avec succès : « *Passio animi non medi-* » *caminibus, sed aliâ passione contrariâ supe-* » *ratur; contraria enim sub eodem genere.* » (1) Les affections douces seront donc opposées aux passions effrénées ou tumultueuses; les consolations de l'amitié aux chagrins sans cesse re-

_____

(1) Sanct. sect. 7 , aph. 12.

naissans, une crainte modérée à une joie ex=
cessive, un nouvel amour à un amour insensé,
le courage d'une ame résignée aux atteintes de
la terreur, une agréable dissipation à une étude
trop opiniâtre ; et comme le point essentiel est
de distraire l'ame de l'objet qui cause sa passion, on éloignera avec soin tout ce qui pour-
rait rappeler ou faire naître des idées qui s'y
rapportent. Les moyens que fournit l'hygiène
seront aussi employés utilement; les amusemens,
l'exercice, la musique, les voyages conviendront
tour à tour.

Nous remarquerons, en finissant, que de
tous les excès auxquels l'homme s'abandonne,
nul n'est plus pernicieux à sa santé que l'excès
des passions; et nous dirons avec *Sanctorius* :
Les fatigues, même les plus prolongées, ne nuisent
jamais autant qu'une affection immodérée de
l'ame : « *Magis nocet nimiùs animi affectus,*
» *quàm nimiùs corporis motus.* » (1) Car, ajou-
terons-nous avec cet observateur, le repos et
le sommeil suffisent pour réparer nos forces,
mais ne peuvent porter le calme dans l'ame agitée
de quelque passion : « *Hic quiete et somno,*
» *ille nec quiete nec somno cessat.* » (2)

____

(1) Sanct. sect. 7 , aph. 39.
(2) Sect. 7 , aph. 61.

Deux exemplaires du présent Mémoire ont été déposés à la bibliothèque impériale, conformément à la loi.

www.ingramcontent.com/pod-product-compliance
Ingram Content Group UK Ltd.
Pitfield, Milton Keynes, MK11 3LW, UK
UKHW022308120726
13694UKWH00003B/1327